QUELQUES FAITS INTÉRESSANS,

RELATIFS

A L'EMPLOI THÉRAPEUTIQUE

DES

PRÉPARATIONS AURIFÈRES;

PAR J.-A. CHRESTIEN,

DOCTEUR EN MÉDECINE DE L'UNIVERSITÉ DE MONTPELLIER,
CORRESPONDANT DE L'ACADÉMIE ROYALE DE MÉDECINE,
MEMBRE DE LA LÉGION D'HONNEUR, ETC.

———

A MONTPELLIER,

DE CHEZ MADAME VEUVE PICOT, NÉE FONTENAY, IMPRIMEUR
DU ROI, RUE MARCHÉ AUX FLEURS, N.º I,

———

1835.

QUELQUES FAITS INTÉRESSANS,

RELATIFS

A L'EMPLOI THÉRAPEUTIQUE

DES

PRÉPARATIONS AURIFÈRES;

PAR J.-A. CHRESTIEN,

DOCTEUR EN MÉDECINE DE L'UNIVERSITÉ DE MONTPELLIER,
CORRESPONDANT DE L'ACADÉMIE ROYALE DE MÉDECINE,
MEMBRE DE LA LÉGION D'HONNEUR, ETC.

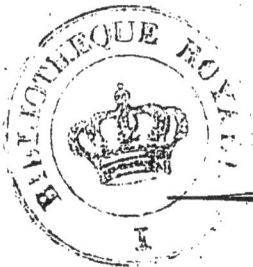

A MONTPELLIER,

DE CHEZ MADAME VEUVE PICOT, NÉE FONTENAY, IMPRIMEUR
DU ROI, RUE MARCHÉ AUX FLEURS, N.º I.

1835.

AVANT-PROPOS.

QUOIQUE la réputation de mes préparations aurifères soit assez solidement établie, depuis surtout
que M. Magendie, dans la 7ᵉ édition de son *For-
mulaire*, a déclaré, au hasard de déplaire à quelques personnes, qu'aujourd'hui on peut regarder
les préparations d'or comme des médicamens d'une
efficacité constatée, dans le traitement des maladies
syphilitiques, j'ai cru devoir profiter d'une occasion
qui se présentait, pour fournir des preuves que
mes préparations ne sont pas moins efficaces contre
le vice scrophuleux (1). Ce n'est point un ouvrage
ex-professo que j'ai l'intention de donner, c'est un
petit fascicule de faits, concernant la guérison de
tumeurs blanches par cause strumeuse, attestée
par des observations qui me sont étrangères. S'il
s'agit de convaincre gens qui, souvent, sont peu
disposés à croire, j'aime mieux le témoignage d'au-
trui que le mien. Quand j'ai voulu faire connaître
les effets salutaires de mes préparations d'or, il a

---

(1) Je l'ai annoncé dans ma *Méthode ïatraleptique*, et
j'y ai présenté des faits à l'appui de cette assertion.

bien fallu qu'on me crût sur parole, attendu que je n'avais pas de témoins de toutes les cures qu'elles m'avaient procurées; mais au point où nous en sommes, et où tant et tant de praticiens ont employé ma méthode, j'ai recours à la bienveillance de ceux que je crois les plus instruits, et à qui je connais le plus de bonne foi.

Peut-être trouvera-t-on extraordinaire que dans un moment où les journaux ne se refusent pas à publier des observations favorables aux préparations aurifères, les auteurs de qui je tiens celles que j'ai à présenter, ne les aient pas adressées aux journalistes (1)? Ils ont cru sans doute qu'un fait

(1) Il a été un temps où les journalistes ne les auraient pas accueillies : la chose est difficile à croire ; mais elle est vraie. A l'époque où le rapport à l'Académie des sciences, fait par M. Percy, sur les propriétés des préparations aurifères, eut paru (je fus six ans à le solliciter), un médecin de Mulhausen, qui depuis que j'avais fait connaître mes préparations d'or, n'avait pas employé d'autre remède contre la syphilis récente, surpris de voir que M. le rapporteur interdisait ma méthode dans cette circonstance, voulant prouver les succès qu'elle lui avait procurés, envoya à Paris une notice pour la faire insérer dans les journaux de médecine ; elle ne fut accueillie par aucun des rédacteurs; on ne fut pas plus heu-

isolé ne fixerait pas l'attention comme un fascicule,
quelque petit qu'il fût, et ils attendaient, pour

---

reux auprès des rédacteurs des journaux politiques; on ne
trouva que le rédacteur du *Moniteur*, qui consentit à l'in-
sertion, sous la rétribution de 96 fr. Les finances de mon
confrère ne lui permettant pas cette dépense, je reçus une
lettre de lui, dans laquelle il me fit part de son chagrin; elle
renfermait la note qu'il avait désiré de publier et qu'il m'en-
gageait à faire connaître. De suite j'écrivis à Paris, à un
ami intelligent et actif. Celui-ci frappa à toutes les portes
des journalistes; toutes lui furent fermées. Le directeur du
Moniteur fut le seul qui consentît à faire insérer, aux conditions imposées au docteur de Mulhausen. Mon ami, qui
avait carte blanche, compte les quatre louis et remet la
pièce à imprimer; mais le lendemain tout fut renvoyé à
M. Duveyrier fils, qui avait eu la bonté de se charger de la
commission. (L'écrit ne contenait rien d'insultant pour
personne.)

Était-ce dans l'intention de propager ma méthode, qu'on
avait cabalé pour empêcher les journaux d'en parler? Je ne
puis pas le penser; mais il faut être juste en tout: si les
ennemis de mes préparations d'or empêchaient qu'on en dît
du bien, ils ne permettaient pas qu'on en dît du mal. Ce
n'est pas maladroit: en n'en parlant pas, elles tombaient
nécessairement dans l'oubli. Il n'y eut qu'une seule critique
lancée contre elles; ce fut celle qui parût dans le journal

le former, d'en avoir réuni plusieurs. Peut-être ont-ils voulu faire le sacrifice de leur travail à l'inven-

de la Société de médecine de Paris, en 1810. Un jour de séance publique, le secrétaire, en rendant compte des travaux de la Société pendant le cours de l'année, ne manqua pas de dire qu'on avait pu apprécier à sa juste valeur le nitro-muriate d'or, vanté dernièrement contre la vérole (a); et qu'il ne devait pas laisser ignorer qu'un des commissaires des consultations gratuites l'avait employé sur cinq sujets différemment atteints de syphilis, sans obtenir aucun succès, quoiqu'il eût insisté assez long-temps sur son usage (b). Je me permis de me plaindre, et d'une manière à faire des ennemis à l'auteur des préparations aurifères.

(a) Là, une note pour apprendre que Leméri, à la fin de son cours de pharmacie, parle du nitro-muriate d'or, comme d'un remède usité contre la vérole. Je m'empresse de chercher partout l'ouvrage cité; on m'instruit qu'il n'existe pas; mais que je trouverai dans l'errata, que *personne ne lit*, une rétractation; en effet, elle était conçue en ces termes : « Telle page (on l'indique), supprimez la note qui est au bas; elle a été donnée au rédacteur par un de ses collègues que la mémoire avait mal servi. »

Il est bien évident qu'on voulait me priver du mérite d'avoir inventé la préparation, en l'attribuant à un autre. Un peu de réflexion aurait évité à l'auteur de la méchanceté, une inconséquence qui saute aux yeux. Le remède, dit-on, était usité; il ne pouvait l'être que parce qu'il guérissait; s'il guérissait, pourquoi l'abandonner ?

(b) Je dois à la vérité de dire qu'on avouait que la préparation employée n'était pas tout-à-fait *la mienne*. Des médecins purent apprécier cette circonstance; mais dans l'opinion publique le muriate était discrédité.

teur de la nouvelle méthode anti-vénérienne, pour aider à le dédommager des désagrémens qu'elle lui a valus, mais sans jamais le décourager; aussi, a-t-il reçu le prix de sa ténacité à la défendre, comme le disait M. le professeur Bérard, dans son cours de chimie à la Faculté de médecine de Montpellier, en parlant de l'or et de ses différentes préparations. Ma crainte était de ne pas vivre assez long-temps pour leur voir occuper le rang distingué que leur grande utilité leur assignait; elles y sont parvenues quant à leurs propriétés anti-syphilitiques, et je jouis de leurs succès indubitables pour moi; mais ma philanthropie ne sera pleinement satisfaite que lorsqu'on les aura déclarées un des plus puissans anti-scrophuleux. Il y a plusieurs années que je me serais occupé de le prouver, si je ne m'en étais pas reposé sur un travail que prépare mon ami, M. Legrand, et pour lequel je lui ai fourni des matériaux précieux, mieux placés dans ses mains que dans les miennes, vu mon âge avancé.

Le travail que je présente aujourd'hui ne peut pas nuire au sien: le mien se borne à l'exposition de quelques faits, pour prouver que les préparations aurifères offrent un moyen curatif puissant contre les tumeurs blanches scrophuleuses, ce que paraît révoquer en doute l'auteur d'une observation insérée dans le Nouvelliste médical. En prenant la plume, je n'avais pas d'autre but. Pendant que je m'occupais de ramasser quelques matériaux, j'ai fait l'essai d'une nouvelle administration de mes préparations d'or, dans le traitement de la syphilis. Les succès ayant été on ne peut plus satisfaisans, j'ai cru devoir rendre compte des résultats. Parlant de maladies vénériennes, je présente quelques guérisons opérées par les préparations aurifères, après que les mercuriaux avaient échoué; enfin, comme je ne donne pas un ouvrage *ex-professo*, ainsi que je l'ai dit, je termine par l'histoire d'une affection rare de matrice, qui ne reconnaissait pour cause aucun vice humoral admis, et qui a cédé complètement à l'emploi de l'hydrochlorate d'or et de sodium.

Traitera-t-on ma brochure de pot-pourri! J'en conviendrai sans discussion; mais on voudra bien me passer la forme en faveur du fond, qui est excellent pour le praticien, dont le but principal est de guérir ou de soulager.

QUELQUES FAITS INTÉRESSANS,

RELATIFS

A L'EMPLOI THÉRAPEUTIQUE

DES

PRÉPARATIONS AURIFÈRES.

———

Ayant lu dans le Nouvelliste médical, du 16 novembre 1833, l'histoire de la guérison, par l'emploi
du muriate d'or, d'une tumeur au genou, d'où l'on
conclut qu'elle était de nature syphilitique et non
scrophuleuse, je crois, en faveur de l'humanité et
de l'art, devoir m'élever contre cette conséquence,
et prouver que les préparations aurifères méritent
un des premiers rangs parmi les remèdes anti-scrophuleux. Comme je pense qu'il est indispensable
de faire connaître l'histoire dont il s'agit, je vais
copier l'article où l'on en parle ; il est ainsi conçu :

 « Le diagnostic des tumeurs blanches n'est pas
toujours aussi facile qu'on semble le croire générale-
lement, et il n'est pas jusqu'aux chirurgiens les
plus célèbres qui ne se soient trompés à leur sujet.

 » Nous pourrions citer ici l'histoire d'un jeune
malade de Paris, qui a été amputé, il y a quelques
jours, pour une tumeur blanche, lorsqu'il était

affecté d'une autre maladie ; mais ne voulant blesser aucune susceptibilité, nous nous contenterons de rapporter le fait suivant, qui a été observé l'année dernière à l'hôpital St-Éloi de Montpellier.

» Anne Martin, couturière, âgée de quarante-huit ans et d'une assez forte constitution, entra à l'hôpital le 25 juin, pour une tumeur au genou droit, qui fut considérée, par le professeur Delpech, comme étant de nature scrophuleuse. En conséquence, et dès le lendemain, le cautère actuel fut appliqué ; mais la tumeur ne diminua point, elle resta stationnaire.

» Deux mois plus tard, M. Lallemand ayant pris le service, et instruit de l'insuccès de la cautérisation, ne douta point que l'engorgement ne fût dû à toute autre cause qu'au vice scrophuleux. Ayant fait plusieurs questions à la malade, il finit par lui faire avouer qu'elle était sujette, depuis dix mois, à un écoulement blanc. Dès-lors, la tumeur articulaire fut regardée comme dépendante du virus syphilitique, et traitée comme telle.

» Le 8 mars suivant, la malade sortit de l'hôpital parfaitement guérie, après avoir pris douze grains et un quart de muriate d'or. »

Si M. Lallemand avait communiqué cette observation, il n'aurait certainement pas déclaré la tumeur articulaire de nature syphilitique, par la seule raison que la malade avait depuis dix mois un écoulement blanc. Le vice scrophuleux, et plusieurs

autres élémens morbides, ne donnent-ils pas nais-
sance au même phénomène, plus qu'insuffisant
pour établir un diagnostic? L'aurait-il basé sur
l'insuccès du cautère actuel? Ce moyen, quoique
puissant, n'est pas infaillible.

Le savant professeur auprès duquel je suis allé
pour obtenir des renseignemens sur le fait dont il
s'agit, ne se l'est point rappelé ; mais quand même
il l'aurait eu présent à la mémoire, tel qu'il est
rapporté, et qu'il eût décidé la tumeur syphilitique,
je n'aurais pas partagé sa manière de voir, je
l'aurais déclarée scrophuleuse, et c'est ce que je
fais aujourd'hui. Je tiendrai un autre langage, si
la perte blanche avait été accompagnée des symptômes qui décèlent le virus vénérien, ou que des
signes commémoratifs eussent pu faire croire à son
existence. Ces conditions manquant, vu la quantité
de muriate qu'il a fallu employer (elle a été de
douze grains trois dixièmes), et que la cure a duré
près de huit mois et demi, je n'hésite pas à pro-
noncer que la tumeur existait sous l'influence du
vice scrophuleux. J'accorderai seulement, si l'on
veut, qu'elle pouvait être compliquée de virus
syphilitique.

Voilà une opinion ; sur quoi repose-t-elle? Sur
l'expérience. Dans le cours de quarante-sept ans,
terme depuis lequel j'emploie les préparations aurifères, j'ai soigné plusieurs individus portant au
genou des tumeurs blanches syphilitiques, qui ont

disparu dans moins de deux mois et sous l'administration de quatre grains de muriate. Il ne me serait
pas difficile de rapporter plusieurs faits à l'appui
de ce que j'avance; je me bornerai à en rappeler
un consigné dans ma Méthode ïatraleptique (page
4o3, 111e obs.). Je choisis celui-ci, parce que
M. Duportal, alors démonstrateur particulier de
chimie, et aujourd'hui professeur à la Faculté de
médecine de Montpellier, en a été témoin. Comme
il est probable que plusieurs des personnes qui
liront ce que j'écris n'auront pas ma Méthode ïatraleptique, je crois utile à ma cause de présenter
l'observation.

Un garçon de vingt-deux ans avait contracté
une blennorrhagie qui se supprima. Peu de temps
après, il survint un chancre, qui s'étendit et
creusa rapidement; le gland en était le siége. Il
parut également une tumeur blanche à un genou.
Un ami du malade lui conseilla l'emploi du muriate
de mercure corrosif; il n'en usait que depuis quatre
jouis quand je fus appelé. Je substituai de suite au
muriate de mercure le muriate d'or à la dose ordinaire. Le chancre fut tenu proprement, et je fis
appliquer sur la tumeur des cataplasmes résolutifs,
que je fus obligé d'abandonner, parce qu'ils procu-
raient de la souffrance. Je me contentai de recouvrir
le genou avec une flanelle pénétrée de la vapeur
du karabé. Dans quarante jours, tout symptôme eut disparu; mais le malade conserva encore,

pendant quelque temps, un peu de gêne dans la marche (1).

Quoique j'établisse un autre diagnostic que celui que le rédacteur de l'observation prête à M. Lallemand, je ne prétends attaquer que la conséquence qu'il en tire, et démontrer l'efficacité des préparations aurifères dans le traitement des tumeurs blanches, de nature scrophuleuse. Cette efficacité étant prouvée lorsque la tumeur appartient au virus vénérien, je ne crains pas de me compromettre, en avançant que si elles ne méritent pas la préférence, dans tous les cas, sur tous les remèdes connus, on doit la leur accorder dans ceux où le diagnostic est difficile; car, le même moyen a la même propriété pour combattre les deux élémens dont il est question, élémens qu'il n'est pas toujours aisé de distinguer, ainsi que l'a dit le rédacteur du *Nouvelliste médical.* A l'appui de cette opinion, je vais rapporter le fait suivant :

Un jeune homme soumis à la réquisition, s'étant rendu à Montpellier pour tirer au sort, avait depuis quelques mois une maladie syphilitique, caractérisée par des chancres aux parties sexuelles, et une

---

(1) Cette gêne ne fut pas de longue durée, d'après ce que m'a dit dernièrement M. Duportal, très-lié avec le sujet, en m'assurant que depuis trente-six ans, date de son traitement, il ne s'était montré aucun symptôme qui pût faire douter de la solidité de la guérison.

tumeur blanche, volumineuse, au genou droit.
S'étant rendu chez moi pour me demander des
conseils, je lui donnai celui de ne point s'occuper
de sa maladie, et de réclamer son exemption,
motivée sur l'affection du genou, avec recomman-
dation de ne point parler des autres symptômes
syphilitiques. Les deux hommes de l'art, très-ins-
truits, à l'examen desquels il fut soumis, décla-
rèrent la tumeur scrophuleuse. Le sujet obtint son
exemption, et par suite, la guérison complète,
dans deux mois de traitement, par l'emploi de
quatre grains de muriate d'or.

Jusqu'à présent, la tumeur d'Anne Martin étant
de nature douteuse, je n'ai fourni aucune preuve
de l'efficacité des préparations aurifères contre les
tumeurs qui appartiennent au vice scrophuleux;
j'en conviens; mais il m'importait de démontrer,
comme je l'ai avancé, que celles-ci exigent, pour leur
guérison, une plus forte dose de muriate et un
temps infiniment plus long que lorsqu'elles sont
syphilitiques. A l'appui de cette assertion, je rap-
pellerai les expressions de M. le baron Percy, dans
son rapport à l'Académie, relatif aux résultats des
expériences faites avec les préparations d'or sur
des scrophuleux. « Ces résultats, dit le rapporteur,
ont été variés. Dans tous les cas, le remède a eu
une action salutaire. Ce n'est pas là, ajoute-t-il, une
guérison pleine et entière; mais les écrouelles
guérissent-elles radicalement en six mois, et quel

est le remède qui eût pu, en si peu de temps, opérer une révolntion aussi favorable ? »

Quant à la seconde assertion, j'en appelle à tous
les praticiens qui ont l'habitude d'employer ma
méthode anti-syphilitique, et je suis sûr de n'être
contredit par aucun.

Il me reste à démontrer combien les préparations
aurifères méritent de confiance dans le traitement
des tumeurs blanches scrophuleuses, conséquemment dans celui des scrophules en général, et c'est
ce que je vais faire, en profitant de l'obligeance de
MM. Pourché et Souchier, l'un professeur-agrégé à
la Faculté de médecine, pratiquant à Montpellier,
l'autre à Romans. Celui-ci, en m'envoyant les deux
observations que je présenterai, me marque qu'il
pourrait m'en fournir plusieurs autres.

PREMIÈRE OBSERVATION,

Par M. POURCHÉ.

F.-S. Pagès, âgé de douze ans, fut reçu à l'infirmerie de la Maison-Centrale, dont je suis chirurgien en chef, le 10 mai 1826, à cause d'une
intumescence qui lui était survenue spontanément
au genou gauche, il y avait trois ou quatre mois,
et qui était fort augmentée depuis une quinzaine
de jours; le moindre mouvement occasionait des
douleurs très-vives dans l'articulation tuméfiée,
mais surtout vers le condyle interne du fémur.

Cinq ou six tubercules, dont la plupart étaient de la grosseur d'une amande, occupaient la région poplitée. La jambe correspondante était plus mince, plus maigre que la jambe droite, et le malade la tenait constamment dans une demi-flexion. Il fut très-facile d'être fixé sur la nature de la tumeur articulaire, attendu qu'elle s'était développée avec beaucoup de lenteur, qu'elle était indolente à la pression, qu'elle ne s'accompagnait que d'une chaleur légère sans rougeur, et qu'elle coexistait avec tous les signes d'une diathèse scrophuleuse (tubercules en forme de chapelet le long des veines jugulaires, nombreux stygmates au cou provenant d'anciens ulcères cicatrisés, éruptions crustacées à la lèvre supérieure).

J'employais depuis long-temps les préparations d'or, en leur associant divers moyens que je croyais pouvoir considérer comme auxiliaires; mais pour les apprécier à leur juste valeur dans le traitement des maladies subordonnées au vice strumeux, je n'associai dans cette circonstance, aux préparations aurifères, que les secours de l'hygiène.

Dans l'espace de cinq mois, dix grains de muriate d'or furent employés en frictions sur la langue; même dose d'oxide par l'étain uni au chocolat sous forme de pastilles, fut ingérée, et vingt grains de la même préparation incorporée dans de l'axonge, servirent à faire des frictions sur l'articulation tuméfiée.

La tumeur blanche eut disparu après trois mois

de ce traitement, qui fut cependant continué deux mois encore pour mettre le sujet à l'abri d'une récidive et détruire, aussi complètement que possible, la diathèse scrophuleuse dont il était entaché. Ce double résultat fut obtenu ; car, pendant plus de trois ans que Pagés passa dans la Maison centrale après sa guérison, il n'eut point de rechute et devint extrêmement robuste.

DEUXIÈME OBSERVATION,

Par le même.

L. Mignonat, fils d'un jardinier des environs de Montpellier, avait éprouvé, dans sa plus tendre enfance, divers symptômes scrophuleux, notamment des ophthalmies, des éruptions pustuleuses au cuir chevelu, et des abcès dans les deux régions axillaires. A sa 14e année, il se manifesta, sans cause appréciable, une tumeur à l'articulation huméro-cubitale gauche, sans changement de couleur à la peau, sans accroissement de chaleur, mais douloureuse en divers points, à l'occasion du moindre mouvement et d'une pression même légère. En peu de temps, cette tumeur fit des progrès assez considérables pour gêner la nutrition de l'avant-bras et le réduire à un état d'émaciation.

Convaincu, par un grand nombre de faits, de l'utilité des préparations d'or contre les maladies scrophuleuses, je ne balançai pas à y avoir recours sans addition d'aucun autre remède: le muriate fut d'abord administré en frictions sur la langue; plus tard, en solution dans l'eau distillée, en joignant alors à son usage celui de l'oxide d'or incorporé dans du chocolat mis en pastilles, comme dans le cas précédent. La dose du muriate fut portée en tout à huit grains, et celle de l'oxide à dix. Dès le 4ᵉ mois de traitement, la tumeur eut complètement disparu, quoique le régime ne fût pas soigné comme je l'aurais désiré.

Mignonat, qui est aujourd'hui dans sa 19ᵉ année, n'a plus offert le moindre symptôme tenant au vice scrophuleux.

TROISIÈME OBSERVATION,
Par le même.

Catherine Combes, âgée de 18 ans, d'un tempérament faible, d'une constitution lymphatique, portant au cou et sur les côtés de la poitrine des cicatrices assez anciennes d'abcès scrophuleux, fut reçue, le 25 avril 1830, à l'infirmerie de la maison centrale de détention. Elle éprouvait, depuis quelque temps, des douleurs très-vives et persévérantes dans une tumeur survenue à la suite d'un coup de clé tout près de l'articulation huméro-cubitale gauche. Dans peu de jours cette tumeur acquit un volume considérable et s'étendit à l'avant-bras. Une ponction pratiquée au-dessus de l'olécrane, endroit où la fluctuation était plus sensible qu'ailleurs, servit à donner issue à une quantité considérable d'un pus d'abord blanc, homogène, crêmeux, puis grisâtre, séreux, floconneux et caséiforme. La malade étant sans fièvre, et conservant assez d'appétit, on se contenta d'un traitement purement local (soins de propreté, cataplasmes émolliens); cependant, quinze jours après, considérant que la quantité de pus fourni par l'abcès augmentait, qu'il avait le plus souvent le caractère qu'offre le pus des tumeurs froides; qu'en outre, il tachait le linge en noir et avait parfois l'odeur du lard ranci, je commençai à soupçonner l'affection de la portion d'humérus sur laquelle l'abcès était placé. L'exploration au moyen d'une sonde mousse, flexible, me fit reconnaître un trajet fistuleux aboutissant à une surface rugueuse, fragile, vermoulue. Ne pouvant plus douter de l'existence d'une carie, et bien convaincu, d'après les antécédens et la constitution éminemment lymphatique de la malade, que cette lésion était de nature scrophuleuse, je prescrivis le muriate d'or en frictions sur la langue, et des bains locaux avec la décoction des semences de *phellendrium aquaticum*. Dans la suite, indépendamment de ces moyens, je fis faire des injections avec une solution de deux grains de muriate dans huit onces d'eau distillée, et appliquer sur la partie malade, à chaque pansement, la pommade aurifère de M. Niel.

Au bout d'un mois et demi de ce traitement, le pus devint de meilleure qualité; le trajet fistuleux commença à se rétrécir; le mieux alla croissant par l'emploi des mêmes moyens continués encore sept semaines, et la guérison fut complète.

Dans l'espace de ces trois mois, il avait été administré, en frictions sur la langue, dix grains de muriate.

La malade, qui est encore dans la Maison centrale, jouit de la santé la plus robuste.

QUATRIÈME OBSERVATION,
Par le même.

Antoinette Balbo, détenue à la Maison centrale de Montpellier, née en Corse, âgée de 24 ans, brune, bien constituée, ressentit, il y a environ dix mois, les premières atteintes d'une tumeur blanche scrophuleuse à l'articulation fémoro-tibiale droite. Déjà plusieurs fois avant l'apparition de cette tumeur, Antoinette s'était présentée à la visite, se plaignant d'un gonflement au cou formé par des tubercules, et d'une leucorrhée assez abondante.

L'affection strumeuse, signalée par ces symptômes, s'était évidemment développée, chez cette fille, sous l'influence des causes les plus capables de donner lieu à une mauvaise sanguification, d'altérer la constitution chimique du fluide réparateur ou des humeurs qui en émanent; en un mot, de modifier, d'une manière vicieuse, l'ensemble physiologique. Ces causes étaient la privation de la liberté, le séjour de cette détenue, avant son arrivée à Montpellier, dans des cachots humides, des alimens trop peu azotés, la tristesse et la brusque transition d'un climat très-doux dans un pays où l'hiver est parfois rigoureux.

Reçue à l'infirmerie le 4 avril 1834, elle y fut soumise à un régime alimentaire très-nourrissant, au repos à cause de la douleur et du gonflement de l'articulation malade, et au traitement aujourd'hui presque exclusivement adopté à la Maison centrale, comme spécifique de la syphilis et des scrophules. Elle débuta par prendre chaque matin une cuillerée à bouche d'une solution aurifère, composée de sept onces d'eau distillée et d'un grain de chlorure d'or. Six jours après, une seconde cuillerée fut administrée le soir. Le traitement local était borné à de simples frictions faites sur le genou avec l'huile de jusquiame.

Après un mois de ce traitement, la tumeur, la leucorrhée qui n'appartenait point au virus syphilitique, et la tuméfaction du cou, avaient diminué sensiblement, lorsque la malade, s'ennuyant de rester au lit, désira de sortir de l'infirmerie.

Vingt-cinq jours après, elle se présenta à la visite, soutenue par ses camarades et pouvant à peine faire un pas. L'articulation malade avait acquis un volume considérable; le moindre mouvement produisait de la douleur; la peau était rouge et chaude vers le condyle interne du tibia; néanmoins, il n'existait aucun mouvement fébrile.

Le repos et des cataplasmes émolliens améliorèrent bientôt l'état de la tumeur. La rougeur et la chaleur disparurent; mais le gonflement et la douleur, quoique moindres, étaient encore fort consi-

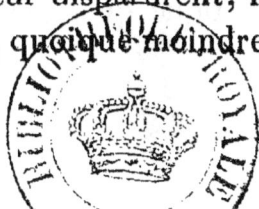

dérables. La leucorrhée, ainsi que les tubercules du cou, avait sensiblement augmenté pendant la suspension du traitement qui fut repris de suite.

Indépendamment de la solution aurifère, dont la dose fut élevée par degrés à quatre cuillerées par jour, on fit, sur le genou affecté et sur le cou, des frictions avec une pommade composée d'une once d'axonge et de six grains d'oxide d'or par l'étain.

Un peu d'excitation générale, annoncée par la fréquence et l'élévation du pouls, obligea, à deux reprises différentes, de suspendre pendant cinq ou six jours l'emploi de la solution aurifère.

Ce traitement, pendant lequel dix grains d'hydrochlorate d'or et de soude en solution et vingt grains d'oxide en frictions furent employés, dura cinq mois et demi. A peine était-il terminé, qu'Antoinette Balbo reprit une santé florissante, et fut complètement délivrée de la tuméfaction du cou, de la tumeur blanche et de la leucorrhée.

PREMIÈRE OBSERVATION

De tumeur scrophuleuse au genou, guérie par l'emploi du muriate d'or, par M. SOUCHIER.

Adolphe P..... avait joui jusqu'à l'âge de onze ans d'une aussi bonne santé que pouvait le permettre son tempérament lymphatique qu'il tenait de sa mère, sauf des rhumes plus ou moins forts qu'il prenait constamment par les temps humides et froids. Il se développait très-bien, quoiqu'on eût à craindre le contraire, vu la gibbosité extraordinaire dont était affligé son frère aîné, ayant quatre ans de plus que lui, et qu'il fût retenu au lit depuis quatorze mois, par l'effet d'une paraplégie et de toutes les incommodités qui accompagnent le rachitis porté au plus haut degré. Adolphe ne présentait aucun signe de cette maladie, lorsqu'il fit une chute sur le genou droit, en jouant aux barres. Les soins les plus méthodiques ne prévinrent pas la formation d'une tumeur dont on ne put opérer la résolution qu'imparfaitement. Des douleurs sourdes, que la moindre fatigue exaspérait, ainsi que le gonflement restant, qui donnaient lieu à une claudication dont les progrès se faisaient apercevoir chaque jour, annonçaient une lésion profonde de l'articulation, et par conséquent le besoin de s'occuper sérieusement du mal; c'est ce qu'on fit, mais sans succès. Alors je fus consulté.

Au commencement de janvier 1826, cinq années après l'accident, on me présenta le jeune Adolphe. Il était très-maigre. Les glandes cervicales et inguinales, les dernières du côté droit surtout, étaient fort engorgées. Il y avait de la toux et de l'oppression, lorsque les nuits étaient froides ou humides, qu'il était tombé de la gelée blanche ou qu'il survenait des variations brusques dans l'atmosphère.

Depuis un an, une mauvaise habitude qui nuit
tant à la jeunesse, ne contribuait pas peu à entre-
tenir une fièvre assez marquée le soir et vers le
matin ; ses forces étaient extrêmement abattues, et la
marche lui était devenue presque impossible par
les douleurs que lui causait l'articulation malade,
trois fois au moins plus volumineuse que dans l'état
normal.

Malgré tant de maux, j'osai promettre la guérison, encouragé par l'assurance que me donna
Adolphe d'abandonner sa funeste habitude et de
suivre tous mes avis avec l'exactitude la plus rigou-
reuse. Je prescrivis de bons consommés, du vin
généreux (celui de Cornas) avec ménagement, et
matin et soir une cuillerée à bouche de sirop de
tussilage, sur quinze onces duquel j'avais fait
ajouter un grain d'hydrochlorate d'or et de soude.
J'ordonnai de plus de faire, trois fois le jour, une
friction sur l'articulation malade, avec gros chaque
fois, comme une noisette, d'une pommade composée d'une once de cérat de Galien, et de trois
grains de muriate d'or ; elles devaient durer de six
à huit minutes, et de plus des frictions sèches sur
toute l'habitude du corps, répétées le plus possible,
quelque pénibles qu'elles fussent pour le sujet.

Ayant revu le jeune Adolphe, après quinze jours
de ce traitement, je fus agréablement surpris de le
trouver sans toux, sans oppression et sans fièvre.
Cet heureux début avait rempli le malade de con-

fiance, et il m'assura de nouveau de sa soumission entière. Rien ne fut changé ni au régime, ni au remède. J'augmentai seulement la dose de celui-ci, tant à l'intérieur qu'à l'extérieur. Quinze jours étant écoulés, je visitai de nouveau Adolphe; le trouvant mieux, je lui permis ce que je lui avais refusé à ma visite précédente, un blanc de poulet rôti et un peu de pain, en continuant les consommés. La quantité de vin fut également augmentée d'un tiers. L'exercice en voiture fut conseillé jusqu'à ce que celui du cheval fût possible. Au sirop aurifère, je substituai le muriate d'or, dont un grain fut divisé en seize fractions, un second en quinze, et un troisième en quatorze. En commençant par le premier, et passant successivement de l'un à l'autre, on devait faire, matin et soir, chaque jour, immédiatement après le repas, une friction sur la langue, comme on le pratique en suivant la méthode du docteur Chrestien.

Recevant des nouvelles satisfaisantes du sujet, et pour mieux constater les changemens survenus dans l'articulation, je n'allai le revoir que lorsqu'on m'apprit que les doses prescrites de muriate avaient été employées; je ne le trouvai plus connaissable; l'embonpoint remplaçait la maigreur; à la morosité avait succédé la gaieté. Depuis une quinzaine de jours, il avait augmenté les alimens; mais avec beaucoup de prudence. Il y avait aussi dix ou douze jours qu'il avait fait, sans fatigue notable, une lieue à cheval. La tumeur était diminuée des trois quarts. La même diminution ne se faisait pas observer dans les douleurs ; elles paraissaient au contraire un peu plus vives, sans doute par l'augmentation de la sensibilité générale.

Dans l'espace de trois mois environ, neuf grains et demi de muriate avaient été pris par ingestion dans le sirop ; on en avait employé quatorze en frictions, incorporés dans le cérat, et trois sur la langue.

Quoique le sujet n'eût pas éprouvé la moindre excitation de l'emploi du remède, vu la plénitude de vie que je remarquai chez lui, je crus sage de diminuer la dose du médicament et de la réduire à celle qui pouvait soutenir les heureux effets qu'il avait produits. En conséquence, on abandonna l'usage de la pommade, et l'on se borna à tenir toujours le genou enveloppé avec des pièces en plusieurs doubles de flanelle d'Angleterre. J'ordonnai un exercice modéré, mais répété aussi souvent que possible ; la plus grande sobriété dans l'usage des alimens et des boissons, pour prévenir la pléthore qui se faisait déjà remarquer, et un dix-huitième de grain de muriate par jour, frictionné sur la langue.

Vingt-deux jours après ces prescriptions, je revis Adolphe, ne se sentant pas de joie et plein de reconnaissance, sentiment fort rare, surtout après le service rendu ; mais qui se soutient chez lui depuis près de cinq ans, de même que sa guérison.

Je ne dois pas omettre de dire qu'à des intervalles assez éloignés, il usa encore sur la langue trois grains de muriate, le premier en vingt fractions, le second en vingt-cinq et le dernier en trente. Son genou est aussi fort, aussi libre que le gauche, et n'a pas un vingtième de volume de plus que celui-ci, qui n'a jamais été affecté; les glandes dont on a constaté le développement pathologique avant le traitement, dans l'état normal, et rien n'annonce plus l'existence du vice scrophuleux chez Adolphe.

DEUXIÈME OBSERVATION

De tumeur scrophuleuse au coude ; guérison par 29 grains d'oxide d'or par la potasse ; par le même.

Magdeleine Chauvin, âgée de 19 ans, d'une constitution lymphatique, portait les glandes cervicales généralement engorgées, et de plus, au coude gauche, une tumeur grosse trois fois comme le poing, abcédée en trois endroits. Elle était née de parens assez robustes ; mais elle avait passé les premières années de sa vie auprès d'une tante remplie de douleurs rhumatismales qui lui avaient été procurées par l'humidité extraordinaire de son habitation. Depuis l'âge de 4 ans jusqu'à 19, elle s'était trouvée dans l'impossibilité de se servir avec aisance de l'extrémité supérieure gauche, souvent comme paralysée par la tumeur du coude, dont les douleurs et le volume faisaient des progrès depuis quinze ans.

Magdeleine n'était point restée sans secours; un praticien distingué lui avait donné des soins ; pendant un temps assez long, il avait employé des frictions avec l'hydriodate de potasse, des moxas répétés ; les préparations de fer n'avaient pas été négligées; mais rien n'avait opéré. Le sujet m'ayant été présenté, je ne fus point effrayé de son état, me retraçant les guérisons quasi merveilleuses que j'avais obtenues de l'emploi des préparations d'or du docteur Chrestien, et me proposant d'en faire usage, je me chargeai du traitement, sous sa promesse formelle que je serais obéi en tous points. Je prescrivis le même régime que j'avais tracé pour Adolphe, et j'ordonnai qu'on fît, matin et soir, sur la langue, une friction d'un sixième de grain d'oxide d'or par la potasse. Après quelques jours, la dose devait être portée à un cinquième, puis à un quart de grain; mais, le remède ayant été employé pendant à peu près 25 jours, on devait venir me trouver, ce qui eut lieu. Quelle fut ma surprise de voir la malade dans une disposition d'esprit toute différente de celle qu'elle aurait dû avoir, en voyant l'amélioration qui existait dans les trois plaies fistuleuses et la diminution des douleurs; Magdeleine était découragée et se refusait à continuer son traitement. Des commères lui avaient fait entendre que les cicatrices qui remplaçaient les plaies étaient un indice bien certain que les humeurs se portaient sur l'estomac et qu'elles l'étoufferaient. J'avais à

cœur de ne pas rester en si beau chemin ; j'em-
ployai tous mes moyens pour persuader la malade ; mais je n'aurais pas réussi, si je ne lui avais
présenté deux jeunes gens, mes voisins, que j'avais
eu le bonheur de guérir, par le même remède,
d'une affection de même nature que la sienne. Une
fois persuadée, elle me promit de suivre mes avis
avec la plus grande exactitude, et je me bornai à
conseiller les frictions avec l'oxide, comme par le
passé, et de plus, d'appliquer sur l'articulation
lésée des flanelles fines, préalablement trempées
dans de l'huile d'olive chaude, et renouvelées trois
ou quatre fois dans les vingt-quatre heures.

Magdeleine qui, la première fois, avait emporté
six grains d'oxide, en emporta le double à cette
visite. (Elle devait ne revenir que dans deux mois.)
Ce terme arrivé, et dix-huit grains en tout d'oxide
administrés, je trouvai l'articulation beaucoup plus
libre, la tumeur diminuée d'un gros tiers et la douleur presque éteinte. Ce mieux extraordinaire n'em-
pêchait pas la malade d'être effrayée de la marche
rapide vers le bien, et de vouloir suspendre le
traitement au moins pendant un mois. J'aurais eu
beaucoup de peine à le lui faire continuer, sans
l'apparition du flux menstruel qu'elle avait pour la
première fois, et qui fut pour elle une preuve du
bon état de sa santé. Elle s'en alla munie d'onze
grains d'oxide, qu'elle employa comme les doses
précédentes. Cette quantité épuisée, aux cicatrices

près qu'avaient laissées les fistules et surtout les moxas, le bras présentait son état naturel; mais il restait encore à rétablir l'extension : c'est ce que procura un exercice souvent répété, forcé même du membre.

Cette guérison date de quatre ans.

———o∞c———

Dans mon avant-propos, j'ai annoncé que je rendrais compte des succès obtenus de l'emploi de nouvelles pilules contenant mes préparations d'or, je vais m'en occuper, après avoir communiqué la guérison, par les préparations aurifères, d'une ana-sarque, accompagnée d'hydropisie ascite, recon-naissant pour cause l'élément scrophuleux.

GUÉRISON D'ANASARQUE,

Accompagnée d'hydropisie ascite, au moyen des prépa-rations d'or ; par M. SIZAIRE, Docteur en médecine de la Faculté de Montpellier.

Marie Rascot, femme Lapeyre, de Caunes, ar-rondissement de Carcassonne, âgée de vingt-quatre ans, d'une constitution faible, lymphatique, avait, jusqu'à l'époque de la puberté, offert des engorge-mens des glandes sous-maxillaires et abdominales, sans douleurs violentes et sans venir jamais à sup-puration.

Depuis l'âge de seize ans jusqu'à celui de vingt-deux, époque de son mariage, Marie Rascot ne ressentit que de temps à autre l'atteinte de l'affection scrophuleuse ; mais cette affection reparut un an après le mariage, sous forme de bosselure dans l'abdomen, qu'on attribua à des coups reçus dans cette partie. Trois mois après l'apparition de ces engorgemens glanduleux, il se manifesta une anasarque et une hydropisie ascite qui résistèrent aux apéritifs, diurétiques, fondans et évacuans. La malade souffrait peu ; elle dormait, se nourrissait ; mais les remèdes ne produisaient aucun effet apparent. Après en avoir épuisé un grand nombre, conseillés pendant cinq mois par des praticiens instruits, la malade se confia à M. Gillard et à moi. Nous crûmes trouver dans les préparations aurifères un remède efficace. Du 10 au 23 septembre 1829, nous fîmes prendre en frictions sur la langue un grain de muriate d'or divisé en douze fractions. Un second grain, divisé en dix, fut employé du 23 septembre au 6 octobre, et un troisième, divisé en neuf, fut consommé du 7 au 16 octobre.

On ne borna pas le traitement à l'administration de ces trois grains de muriate ; la malade frictionnait en même temps, matin et soir, sur l'abdomen, gros comme une aveline de pommade préparée avec un gros d'oxide d'or, sur une once d'axonge.

Pendant l'emploi de ces moyens, nulle amélioration ne se manifesta ; mais, dès les premiers jours de novembre, les urines, de rares et troubles qu'elles étaient, devinrent claires et abondantes, en même temps que des sueurs générales douces, modérées et soutenues dissipèrent complètement l'anasarque et l'ascite. Bientôt après reparut le flux menstruel supprimé depuis cinq mois; ce qui détruisit les soupçons de grossesse annoncée par un chirurgien distingué, et consolida la guérison qui s'est parfaitement soutenue jusqu'à aujourd'hui.

A Caunes, le 18 août 1830.

SIZAIRE, *signé.*

PILULES AURIFÈRES.

Connaissant, par le journal intitulé *Nouvelliste médical*, les effets salutaires contre la syphilis, des pilules du fameux Dupuytren, dont l'art et l'humanité ont à regretter la perte, chacune composée de trois grains d'extrait de gayac, d'un quart de grain de celui d'opium gommeux, et d'un cinquième de grain de deuto-chlorure de mercure, j'ai été curieux de savoir si, en remplaçant le sublimé par les préparations d'or, je n'obtiendrais pas les mêmes effets. J'en ai fait préparer en conséquence, dont les premières contenaient un cinquième de grain de chlorure, les secondes un cinquième de grain de cyanure, et les troisièmes un quart de grain d'oxide par l'étain; la quantité d'extrait de gayac et d'opium étant la même que dans les pilules de Dupuytren.

Pour avoir le plus tôt possible des observations exactes et sûres, je me suis adressé à M. Serre., professeur de clinique externe à la Faculté de médecine de Montpellier, de service à l'hôpital des vénériens, lorsque j'eus l'idée de faire des essais ; il accueillit parfaitement ma demande. Voici le résultat de ses expériences et de ses observations, recueillies par M. Ducel, élève aussi attentif qu'instruit, suivant les visites du professeur qui a certifié l'exactitude du relevé.

HÔPITAL DES VÉNÉRIENS.

(Service de M. le Professeur SERRE.)

Observations de Maladies vénériennes, traitées par le muriate, le cyanure et l'oxide d'or, à haute dose.

PREMIÈRE OBSERVATION. — *(Muriate d'or.)*

Le nommé Denos, soldat au 3ᵉ de ligne, âgé de vingt-trois ans, d'un tempérament bilieux, d'une forte constitution, n'avait jamais eu d'autre maladie vénérienne que celle pour laquelle il est entré à l'hôpital Saint-Eloi, le 14 octobre 1834. Il était affecté de chancres à la couronne du gland, qui n'avaient paru que depuis huit jours. Le lendemain de son entrée, une saignée de huit onces lui fut pratiquée ; il prit un bain général le surlendemain, et le quatrième jour, matin et soir, une pilule composée de trois grains d'extrait de gayac, un quart de grain d'extrait gommeux d'opium, et un cinquième de grain de muriate d'or cristallisé.

Pendant les huit premiers jours, ces pilules produisirent peu d'effet; mais vers le douzième, les chancres commencèrent à revêtir un aspect vermeil; les douleurs, qui se faisaient sentir les premiers jours, avaient cessé, et insensiblement les chancres eurent disparu après l'emploi de dix-sept grains de muriate. Le séjour de Denos à l'hôpital fut d'un mois et demi. Sa sortie ne fut accordée que quinze jours après la guérison des chancres, qui n'empêcha pas de continuer encore pendant une semaine le traitement.

DEUXIÈME OBSERVATION. — *(Muriate d'or.)*

Le nommé Lemaire, soldat au 30ᵉ de ligne, âgé de vingt-six ans, d'un tempérament bilioso-sanguin, a eu, dans l'espace de dix ans, huit maladies vénériennes (chancres, bubons, blennorrhagie), guéries par les mercuriaux. Lemaire est entré à l'hôpital Saint-Éloi, le 1ᵉʳ novembre, atteint de nouveaux chancres à la couronne du gland, et d'un bubon du côté gauche; il a été saigné le jour de son entrée, baigné le lendemain. Quinze sangsues ont été appliquées, et le troisième jour on l'a mis à l'usage des pilules formulées plus haut, administrées

comme dans la première observation. Dix grains
ont suffi pour opérer la guérison. On n'a pas moins
continué le traitement jusqu'après l'emploi du seizième grain.

Lemaire est sorti parfaitement guéri le quaran-
tième jour de son entrée.

TROISIÈME OBSERVATION. — *(Cyanure d'or.)*

Le nommé Banat, soldat à la 6ᵉ compagnie de
discipline, de Nissan (Hérault), âgé de trente ans,
d'un tempérament lymphatico-sanguin, avait eu
deux blennorrhagies, l'une en 1824, l'autre en 1827,
traitées par les anti-phlogistiques et les astringens.
Il est entré à Saint-Éloi le 20 octobre 1834, pour se
faire traiter d'un chancre à l'extrémité supérieure
du gland, et d'un bubon à chaque aine. Le jour
même de son entrée, Banat a commencé l'usage des
pilules, contenant un cinquième de grain de
cyanure, et en a pris deux par jour. Les bubons ont
été résous et le chancre cicatrisé rapidement. Le
malade n'avait pris que neuf grains de cyanure;
mais on en continua l'emploi jusqu'à ce qu'il en eût
consommé quatorze grains. Il sortit de l'hôpital
trente-huit jours après y être entré; il y en avait
douze qu'il était guéri.

QUATRIÈME OBSERVATION. — *(Cyanure d'or.)*

Le nommé Bourgade, chasseur au 2ᵉ léger, d'un
tempérament sanguin, âgé de 23 ans, contracta

pour la première fois, au commencement d'octobre 1834, une blennorrhagie et des chancres, pour lesquels il entra à Saint-Éloi le 12 du même mois. Le jour même de son entrée, on lui fit une saignée de douze onces, et dès le lendemain, il fut mis à l'usage des pilules contenant du cyanure d'or, dans les proportions indiquées; il en prit une matin et soir, comme tous les malades auxquels M. le professeur les a administrées pendant son service; mais Bourgade ayant atteint le nombre de dix, ce qui représente deux grains de la préparation aurifère, éprouva une légère inflammation du côté gauche de l'arrière-bouche, qui céda promptement à l'application de dix sangsues au cou. Le traitement fut de suite repris, et le malade sortit quarante-cinq jours après être entré à l'hôpital. Dix-sept grains de cyanure avaient suffi pour faire disparaître les chancres et la blennorrhagie.

CINQUIÈME OBSERVATION. — *(Oxide d'or.)*

Le nommé Julien, brigadier au 6e régiment de chasseurs, âgé de 38 ans, d'une tempérament sanguin, avait contracté, en 1820 et 1821, deux maladies vénériennes, consistant (la première) en un écoulement blennorrhagique traité par les antiphlogistiques et les balsamiques; la deuxième présentait, outre ce même symptôme, des chancres autour de la couronne du gland. Les préparations mercurielles furent, cette fois, administrées, mais seulement jusqu'à la disparition des symptômes, qui ne tarda pas. Le malade prit en tout six grains de sublimé; il vivait dans la plus grande sécurité, se croyant parfaitement guéri, ayant fait les campagnes d'Espagne, de Morée et d'Afrique, sans avoir vu paraître aucun accident syphilitique, lorsqu'au commencement de 1834 il éprouva une légère cuisson au gosier, qui, augmentant peu à peu, se convertit en douleur. Il recourut, dès-lors, aux soins de son chirurgien-major, qui ne voyant chez Julien qu'une simple inflammation catarrhale, ne prescrivit que la diète et les adoucissans. Au bout de quelque temps les douleurs disparurent; mais il resta une légère aphonie qui persista quatre mois environ, sans l'apparition d'autres symptômes.

Vers le mois d'août de la même année, il survint une tumeur au tiers supérieur de la jambe gauche, sur la crête du tibia, que le malade attribuait à une contusion qu'il avait éprouvée sur ce point. Une quinzaine de jours après, il s'en manifesta une autre au même point, sur la jambe du côté opposé; mais celle-ci était mollasse et comparée par le malade à une loupe. Enfin, vers les derniers jours d'octobre, à la suite de marches forcées, Julien éprouva sous le pied gauche des douleurs causées par l'apparition de petits boutons, à la suite desquels il lui survint des ulcères que ne purent vaincre, ni les émolliens, ni les cicatrisans, et revêtirent bientôt tous les caractères des ulcères vénériens. Cette circonstance, jointe à l'aphonie, à l'exostose du côté gauche, à la tumeur gommeuse du côté droit, engagea le chirurgien du régiment à envoyer ce militaire à l'hôpital, quoique ce dernier lui répétât sans cesse ce qu'il nous dit souvent, que depuis 1821, époque où il avait été traité de la seconde maladie vénérienne, il ne s'était plus exposé à en contracter de nouvelles.

Les symptômes que nous avons énumérés étaient trop caractéristiques pour qu'à Montpellier on pût avoir le moindre doute sur la nature de la maladie. Aussi, M. Serre commença-t-il le traitement de Julien le lendemain de son entrée, le 25 novembre, par une saignée de 12 onces, qui fut suivie, le surlendemain de l'administration, de pilules composées d'un quart de grain d'oxide d'or par l'étain, etc. La dose fut une le matin et une autre le soir. La tumeur gommeuse fut recouverte de cataplasmes, et l'on pansa les ulcères de la plante du pied avec le cérat aurifère ; des bains répétés, une nourriture douce et peu copieuse firent partie du traitement, sous l'influence des moyens généraux et locaux. La tumeur gommeuse disparut après quinze jours ; mais elle laissa à sa place une exostose très-douloureuse. Les cataplasmes émolliens avec addition de laudanùm furent appliqués. Les ulcères avaient diminué, mais l'exostose du côté gauche et l'aphonie persistaient sans amendement. Le traitement n'en fut pas moins continué. Lorsque Julien eut, dans l'espace d'un mois, pris quinze grains d'oxide, l'exostose de la jambe gauche eut entièrement disparu. Des trois ulcères d'un demi-pouce d'étendue dans tous les sens, deux étaient cicatrisés et le troisième se trouvait réduit des deux tiers. Les douleurs que procurait l'exostose située à la jambe droite, avaient cessé, et le volume de cette tumeur était diminué. L'aphonie seule persistait toujours; mais quand Julien fut parvenu au 22ᵉ grain d'oxide, après quarante-huit jours de séjour à l'hôpital, tous les symptômes eurent disparu; seulement la voix n'avait pas tout-à-fait repris son timbre ordinaire. Malgré cette grande amélioration, le traitement ne fut pas moins continué jusqu'à ce qu'on eût consommé 27 grains de la préparation aurifère.

Le malade, après deux mois de séjour à l'hôpital, en sortit le 24 janvier 1835, la cicatrice des ulcères étant solide, les exostoses ne laissant aucune trace, la voix enfin ayant recouvré toute sa pureté.

SIXIÈME OBSERVATION. — *(Oxide d'or.)*

Le sieur ***, bourgeois, âgé de 25 ans, d'un tempérament bilieux, avait contracté, dans les premiers jours d'avril 1834, une maladie vénérienne manifestée par des chancres et un bubon du côté gauche. Il fut traité à Tarascon, et à plusieurs reprises, par les frictions mercurielles, la liqueur de Van-Swieten et les pilules de sublimé ; les chancres avaient disparu, mais le bubon s'était ulcéré, et de proche en proche, toute la rangée superficielle des ganglions de l'aine s'était engorgée et ulcérée, au point qu'il y avait une ulcération offrant tous les caractères des ulcères vénériens, d'un pied environ d'étendue, dans la direction du pli de l'aine, et un pouce de largeur. Voilà l'état dans lequel se trouvait le malade, quand il est entré à Saint-Éloi, le 25 octobre 1834. Les ulcérations ont été pansées et traitées comme une plaie simple, et l'on a administré pour remède unique, matin et soir, une pilule pareille à celles de l'observation précédente. Vingt-deux grains d'oxide ont suffi pour opérer la guérison. Le sujet, qu'on avait été obligé de porter à l'hôpital, en est sorti dispos et bien portant, après y être resté cinquante jours.

On a pensé que deux observations relatives aux effets de chacune des préparations aurifères employées sous un mode nouveau, suffiraient pour constater la manière d'agir de chacune d'elles.

Le résumé général est que 37 malades ont été traités et guéris par ces différentes pilules: 12 par le muriate, 15 par le cyanure, et 10 par l'oxide; qu'aucun autre accident que celui que j'ai cité, d'inflammation à la gorge, ne s'est manifesté, et que 15 grains de ces préparations ont en général suffi pour dissiper tous les symptômes, que la maladie fût récente ou constitutionnelle, et que si l'on a porté les doses plus loin, ce n'a été que pour mieux assurer les guérisons.

Montpellier, le 25 janvier 1835.

DUCEL, *signé*.

Si la propriété anti-syphilitique des préparations d'or n'était pas constatée par 47 ans d'expériences, on pourrait élever des doutes sur la solidité des guérisons annoncées ci-dessus; mais il faudrait être septique pour ne pas y croire : fortement persuadé qu'elles sont franches, je m'applaudis de l'idée d'avoir substitué l'or au mercure dans les pilules de Dupuytren, à cause de la commodité qu'elles offrent pour leur administration dans les hôpitaux; elles méritent la préférence sur les préparations aurifères employées en frictions sur la langue : quelque surveillance qu'on apporte dans ce mode d'administration, les frictions sont souvent négligées ou mal faites, tandis que le médecin peut, en sa présence, pendant la visite et sans perte de temps, faire avaler le remède.

J'aimerais bien de savoir si mes préparations d'or, modifiées par l'extrait de gayac et celui d'opium gommeux qui appartiennent à Dupuytren, ne produiraient pas de plus heureux effets à Paris, que quand on les y administre seules. Plusieurs grands praticiens de la capitale, attribuant le peu d'effet qu'ils en retirent, à l'influence du climat, ce que le professeur Lallemand est loin d'admettre, d'après le grand nombre de malades qu'il y a guéris au moyen du muriate ou de l'oxide d'or, il serait possible que les pilules que je propose fussent trouvées efficaces malgré cette prétendue influence : elles appartiennent autant à Dupuytren qu'à moi, et cette circonstance pourrait bien les garantir de toute prévention défavorable.

Je dois faire observer que les doses des substances, dans les pilules que M. Serre a administrées, étaient plus fortes que celles qu'employait Dupuytren, l'extrait de gayac n'y étant qu'à deux grains et le deuto-chlorure de mercure à un huitième. J'avais copié la formule donnée par le journal: cette erreur, qui n'a été nuisible à aucun des malades qui ont pris le remède, a offert au contraire un avantage, en apprenant à M. Serre que le deuto-chlorure de mercure peut être porté sans danger, dans les pilules de Dupuytren, à quatre cinquièmes de grain par jour. Les succès qu'il obtenait des pilules aurifères, et le désir d'établir un parallèle, lui firent mettre en usage les pilules avec le sublimé, aux doses que je lui avais indiquées. Dans quelques cas, il en a donné quatre par jour à plusieurs malades, sans qu'aucun en ait été incommodé; il a été surpris, au contraire, de la rapidité de la guérison chez tous ceux qu'il avait soumis à ce traitement.

Sachant que l'association de l'hydrochlorate d'or et de sodium aux extraits amenait une décomposition, et désirant d'en connaître le degré,

M. Chamayou eut l'obligeance de s'occuper des opé-
rations qui devaient m'éclairer sur ce point : les
ayant pratiquées plus d'une fois, il s'est assuré que
la décomposition était presque totale.

Peut-être sera-t-on surpris, vu cette décomposi-
sition, des effets obtenus par les pilules renfermant
le muriate ? Si l'on veut se livrer au raisonnement,
n'est-il pas permis d'admettre que l'hydrochlorate
d'or et de sodium, en se décomposant, communique
aux extraits, des propriétés qu'ils n'avaient pas?
Si je voulais soutenir cette proposition, manquerais-je
de l'appuyer sur la qualité électrophore que la pile
de Volta retire de sa composition ? Ne citerais-je pas
la guérison que l'abbé Mann, fortement goutteux,
obtint de sa maladie par l'union de l'extrait de
ciguë et de celui d'aconit-napel, après avoir usé
sans succès de ce dernier pendant sept ou huit
mois ? C'est parfaitement inutile : les faits en faveur
du muriate, même décomposé, sont là. Il faut observer d'ailleurs, que l'or qui a été trouvé dans le
creuset, exposé à une haute température, existait
dans les extraits, sous la forme d'or divisé ou celle
d'oxide, et qu'il avait conservé son action, dont
j'ai fourni bon nombre de preuves en faisant connaître les guérisons qu'il m'a procurées, soit sous
la forme d'oxide, soit sous celle d'or divisé. Nous
ne sommes plus au temps où l'on soutenait que
les métaux en substance, administrés à l'intérieur,
étaient sans effet.

Instruit du degré de décomposition qu'avait subi le muriate, et curieux de connaître celui que subirait le bi-chlorure de mercure, M. Chamayou, ayant eu la bonté d'opérer comme il l'avait fait sur la préparation aurifère, a trouvé que la décomposition n'était que d'un tiers.

Si des élèves qui veulent jurer *in verba magistri*, imbus par conséquent de l'opinion que Delpech s'efforçait de propager sur l'inefficacité en général des préparations aurifères contre les maladies syphilitiques, et plus particulièrement lorsqu'elles étaient récentes, ont suivi l'administration des pilules dont M. le professeur Serre a bien voulu faire l'essai, ils ont dû être agréablement surpris des effets salutaires qu'elles ont produits. Il est doux pour le médecin de voir se multiplier les moyens de guérir. En cas que ces mêmes élèves tinssent plus à l'opinion du maître qu'aux faits qui en démontrent la fausseté, je vais, par philanthropie, les convaincre que l'opinion qui les enchaîne n'était pas la véritable opinion de l'auteur, celle qu'il a émise dans une notice que je possède, écrite et signée de sa main, en date du 7 septembre 1818. Je ne l'ai pas fait connaître plus tôt, par la raison que mes préparations d'or étaient assez efficaces pour émousser les traits qu'on lançait contre elles, et qu'il se serait probablement établi une polémique entre l'infortuné Delpech et moi, dans laquelle j'aurais couru risque d'avoir du dessous aux yeux de bien des gens plus disposés à croire le faux malin, que le vrai exposé avec franchise et sans art. Jamais je n'ai su altérer un fait, encore moins le créer.

« J'ai employé, dit Delpech, le muriate d'or à l'hôpital militaire vénérien, sur une soixantaine de malades.

» Je compte pour peu de chose les expériences faites sur des sujets atteints de vérole récente manifestée par des bubons et des chancres : ces symptômes primitifs disparaissent trop souvent d'eux-mêmes et sans traitement, pour qu'on puisse inférer rien de certain d'un traitement quelconque, à moins de pouvoir suivre le malade pendant un assez grand nombre d'années (1). Pour ces motifs, j'ai préféré le traitement des véroles anciennes. Néanmoins, pour multiplier suffisamment les faits, j'ai été obligé d'entreprendre le traitement d'un certain nombre de véroles récentes, et voici ce que j'ai observé :

» J'ai vu presque constamment cicatriser les ulcères primitifs que la contagion récente avait établis sur la verge. Il a été rarement nécessaire de toucher ces ulcérations avec une substance stimulante ou

---

(1) Je partage en entier l'opinion de Delpech à cet égard; mais les craintes qu'il témoigne n'existent pas pour moi. Je vois tous les jours des personnes que j'ai traitées de syphilis récentes, il y a près de 47 ans, par les préparations aurifères, et qui n'ont jamais eu à se plaindre de n'avoir pas été radicalement guéries.

caustique. Les bubons se sont fréquemment ter-
minés par résolution lorsque le traitement a été
pris à temps. Le seul secours étranger aux moyens
généraux, a été l'application d'un cataplasme sédatif
et relâchant.

» En général , les excroissances des parties
sexuelles ou de l'anus, ont paru augmentées par
l'action du muriate d'or, et quelquefois à tel
point, que j'ai vu dans une circonstance , des
excroissances en choux-fleurs, développées sur le
gland, ulcérer et perforer le prépuce pour se montrer à découvert. Dans quelques cas de cette espèce ,
ayant abattu les excroissances, après avoir fait consommer au malade cinq ou six grains de muriate
d'or, aucun autre symptôme vénérien ne s'est manifesté. Les condylomes de la marge de l'anus
ne paraissent pas aussi exaspérés par le traitement,
que les excroissances du gland et du prépuce; il
n'est même pas rare qu'ils cèdent complètement
pendant l'emploi du muriate d'or (1).

_____

(1) J'ai vu de pareilles excroissances se montrer après
l'emploi du muriate à doses plus fortes que celles que j'avais
prescrites, qui avaient imposé à des médecins fort instruits, et contre lesquelles ils proposaient un nouveau traitement anti-syphilitique , se dissiper par l'usage soutenu des
anti-phlogistiques : je les avais considérées comme le produit
d'une excitation exubérante du système lymphatique.

Dans ma lettre à M. Magendie, je cite deux cas de pareils
phénomènes.

» Nóus avons vu quelques soldats rentrer à l'hôpital, avec des symptômes consécutifs de vérole,
cinq ou six mois après un traitement qui avait fait
disparaître des symptômes primitifs; mais nous
devons à la vérité, de dire qu'ils n'avaient consommé que deux ou trois grains de muriate d'or, et
avaient usé de supercherie pour sortir de l'hôpital
avant la fin du traitement.

» L'efficacité du remède a été bien mieux constatée
dans le traitement des véroles anciennes. Nous
avons vu disparaître solidement, pendant son usage,
des ulcérations du gosier, dans les fosses nasales,
dans divers points de la face et aux membres infé-
rieurs, des périostoses volumineuses, des tumeurs
gommeuses nombreuses et avancées, des douleurs
ostéocopes plus ou moins violentes, des nécroses et
des caries des os de la face, des engorgemens chro-
niques du testicule, des ulcérations anciennes à la
vulve, etc.

» La propriété excitante du muriate d'or a souvent
produit de la fièvre, de l'insomnie, du dégoût, des
sueurs, et l'on n'observe guère alors d'amélioration
dans les symptômes syphilitiques. Ces motifs nous
ont obligé à substituer souvent les oxides au muriate; à donner l'une ou l'autre de ces préparations
à l'intérieur, forme sous laquelle elles sont moins
excitantes. Nous n'en avons pas moins tiré parti de
cette manière. Il nous a été encore utile, même
quand il produisait quelques-uns des accidens

énumérés, en nous contentant d'en suspendre
l'usage par intervalle.

» Un ancien chirurgien militaire, entr'autres, qui
portait des ulcérations nombreuses à la face, et
principalement dans le contour du nez, a éprouvé
fréquemment les effets de l'excitation surabondante,
pour lesquels il a fallu suspendre souvent l'emploi
du remède, et faire durer ainsi le traitement pendant plus de six mois : à chaque reprise, il y avait
une amélioration sensible des symptômes; mais au
retour de l'irritation, qu'il fallait combattre par
les bains et une boisson mucilagineuse abondante,
on avait l'air de perdre une partie de ce qu'on
venait de gagner. L'une de ces recrudescences qui
survint à la fin du traitement, et lorsque le malade
avait consommé sept à huit grains de muriate d'or,
nous fit craindre que le remède eût été sans effet;
mais bientôt après les cicatrices s'accomplirent de
toute part et la guérison se confirma. Le malade
est encore sous nos yeux en ce moment et jouit
d'une santé parfaite.

» En général, notre expérience nous a persuadé
que les préparations d'or doivent être maniées avec
réserve, et qu'il importe de ne pas pousser l'excitation qu'elles sont capables de produire, jusqu'à
l'irritation manifeste : non-seulement cet état n'est
point favorable à la diathèse syphilitique, et il n'y
a point de guérison à espérer tant qu'il subsiste,
mais encore un semblable état peut se prolonger

beaucoup et devenir dangereux. Nous avons vu un officier, jeune, maigre, irritable, jeté dans un état de fièvre hectique par des doses trop fortes de muriate d'or en friction, et il fut très-difficile d'effacer l'irritation extrême qui en fut la conséquence et qui dura pendant près de huit mois avec le plus grand danger pour le malade (1). Cet accident est d'autant plus grave, que les adoucissans et les relâchans ordinaires, les sédatifs même n'ont que peu d'action sur cet état d'irritation.

» En ayant égard à l'observation importante que nous venons d'indiquer, et en accordant au traitement tout le temps et les ménagemens nécessaires, il me semble essentiel néanmoins de consommer une assez grande quantité de remèdes.

» En général, il nous semble démontré qu'on en administre trop peu, et que la plupart des traitemens seront manqués, faute d'avoir poussé les choses

----

(1) Un fait pareil ne s'est jamais offert à moi dans ma longue pratique; mais je l'avais déclaré possible dans une note placée à la page 399 de ma Méthode iatraleptique, en disant que si l'on porte trop loin les doses des préparations d'or, surtout du muriate, on court le risque de déterminer un éréthisme général, l'inflammation même de tel ou tel organe, suivant les dispositions du sujet; ce qui non-seulement enrayerait le traitement, mais pourrait décider une nouvelle maladie, souvent plus fâcheuse que celle qu'on cherche à détruire.

4

assez loin, avec la prudence nécessaire. Cette observation doit être appliquée surtout au traitement des véroles anciennes, où il semble que la quantité de remèdes à employer doive être en rapport avec la durée qu'a déjà eue la maladie. On s'abuserait si l'on se persuadait qu'il doive suffire de ce remède seul pour guérir la vérole; il n'en est pas plus capable que le mercure. L'un et l'autre doivent être employés par des médecins instruits, et l'on doit remplir en même temps les indications subsidiaires.

» DELPECH, *signé.* »

D'après un tel langage, peut-on croire que Delpech fût sincère, lorsque plus tard, mû par des sentimens d'inimitié contre moi, il n'accorda aux préparations d'or que la seule propriété de *démercurialiser ?* Je ne prendrai pas la peine de prouver combien cette opinion est erronée ; elle était pourtant utile à son auteur, en lui donnant la faculté d'avoir recours aux préparations aurifères, sous prétexte que les sujets auxquels il les administrait étaient surchargés de mercure : ainsi, pour sauver les apparences, après l'emploi de l'or qui avait guéri, il revenait à celui du mercure, afin de pouvoir lui attribuer la guérison.

On me jugerait fort mal si l'on me croyait capable de prétendre que dans tous les cas mes préparations d'or guérissent, et que dans tous elles font ce que le mercure ne peut pas : cela est arrivé plus d'une fois, ainsi que je l'ai annoncé dans mon avant-propos, et, parmi le grand nombre de preuves que je pourrais en fournir, je me contenterai des suivantes.

OBSERVATION.

Guérison par les préparations d'or, d'une syphilis qui avait résisté au mercure; par M. le P.ʳ LALLEMAND.

M. V..., âgé de quarante-cinq ans, d'un tempérament sanguin, étant officier de marine, contracta plusieurs maladies vénériennes qui furent traitées fort légèrement ou même pas du tout. L'année dernière (1833), il lui survint des chancres à la verge, sans qu'il pût savoir au juste s'ils étaient dus à une nouvelle infection ou à la reproduction de celles dont il avait été mal guéri. Ces chancres furent cautérisés et le traitement fut aussi négligé que les précédens.

De retour en France, M. V... vit reparaître aux parties génitales des symptômes vénériens plus graves et plus tenaces. Cette fois il entra dans une maison de santé, où il se soumit, avec la plus grande docilité, à un traitement régulier et prolongé, qui consista en trente frictions mercurielles, vingt grains de sublimé, un grand nombre de pilules contenant également du mercure; le tout accompagné de boissons sudorifiques. Enfin, après plusieurs consultations, auxquelles furent

appelés les praticiens les plus distingués de la capitale, M. V... fut regardé comme guéri, quoiqu'il
conservât à la base du gland une dureté volumineuse qui fut attribuée à des cautérisations pratiquées en cet endroit.

Cependant, M. V... avait à peine quitté Paris
depuis un mois, que tout son corps se couvrit de
pustules. La dureté de la base du gland augmenta,
d'autres symptômes se manifestèrent, et deux mois
après M. V... arriva à Montpellier dans l'état suivant :

Systême cutané couvert de pustules et de
saillies d'un rouge cuivré de volume variable,
très-sensibles au toucher, face toute bourgeonnée
et soulevée par ces petites tumeurs ; yeux rouges
et chassieux ; gencives engorgées, saignantes et
fongueuses, amygdales énormes, dents déchaus-
sées et mobiles *comme les touches d'un clavier,*
suivant les expressions du malade; systême musculaire parsemé de nodosités faciles à apprécier
à travers la peau et très-douloureuses à la plus
légère pression; à la base du gland, du côté droit,
tumeur rouge et d'une dureté cartilagineuse, de
huit à dix lignes de diamètre; faiblesse apparente
très-prononcée, station prolongée, difficile, pro-
gression presque impossible, pouls cependant fort
et plein. Cet état du pouls, la turgescence de la
face et la conservation de l'embonpoint, me firent
penser que la faiblesse des membres dépendait

plutôt de l'état du système musculaire que d'une
débilité réelle : je fis en conséquence pratiquer
deux saignées en huit jours, administrer chaque
jour un bain tiède et prolongé, enfin je mis le malade à la diète lactée.

Dix ou douze jours après son arrivée, il lui
survint, au côté gauche du gland, une végétation
qui prit un accroissement rapide et tous les caractères des choux-fleurs syphilitiques. L'apparition
de ce nouveau symptôme ne pouvait plus laisser
de doutes sur le vrai caractère de la maladie.
M. V..., peu de temps après avoir pris à Paris une
si grande quantité de mercure sous toutes les
formes, avait été souvent exposé au froid et à
l'humidité; les accidens survenus bientôt après
pouvaient donc être attribués à l'action du mercure
sur l'économie; mais le développement de ces condylomes ne pouvait laisser de doute sur l'existence
du virus vénérien.

Je commençai en conséquence le traitement par
le muriate d'or en dissolution dans l'eau distillée,
l'état de la bouche ne permettant pas l'usage des
frictions. Le malade en prit vingt grains dans
l'espace de deux mois et demi. Au bout de ce temps,
la plupart des symptômes avaient entièrement disparu. Je fis prendre ensuite cent pilules de Sédillot,
pour soumettre l'économie à une autre influence,
et je terminai par dix grains d'oxide d'or en frictions sur la langue, à la dose d'un quart de grain.

L'essence de salsepareille fut aussi administrée en petite quantité dans du lait. Les bains ne furent pas négligés.

Sous l'influence de ce traitement, les gencives se raffermirent, les dents rentrèrent dans leurs alvéoles et se consolidèrent : deux seulement avaient été trop isolées pour pouvoir être conservées. Les pustules de la peau et les nodosités musculaires disparurent. La dureté du gland se fondit au point de ne plus laisser la moindre trace. Les choux-fleurs, après avoir diminué de deux tiers, restèrent stationnaires, comme cela arrive souvent quand ils sont volumineux; mais après leur excision ils ne reparurent plus.

OBSERVATION,

Par M. Pourché, Professeur-Agrégé à la Faculté de médecine de Montpellier.

M ***, marchand-tailleur, âgé de 45 ans, avait constamment joui d'une bonne santé jusqu'à sa 21e année, époque à laquelle il contracta une blennorrhagie, accompagnée de deux chancres au prépuce et d'un bubon. Le médecin, qu'il consulta, le soumit à un traitement mercuriel qui ne put pas être poussé bien loin, à cause d'un excessif ptyalisme provoqué par douze frictions d'onguent napolitain. Les symptômes ayant disparu pendant l'emploi des moyens dirigés contre

l'irritation des glandes salivaires, que le mercure
avait occasionée, le malade se crut très-bien guéri
et refusa en conséquence de reprendre un traitement anti-vénérien. Huit mois s'écoulèrent sans
que rien ne pût lui faire présumer qu'il portât
en lui-même le moindre germe d'affection syphilitique.

Au bout de ce temps, il lui survint à la base
du pénis une tumeur de la grosseur d'un petit
furoncle, qui s'ulcéra rapidement et qu'il crut
devoir attribuer aux fatigues nécessitées par ses
nombreuses occupations. En peu de jours, ce
chancre, qui n'avait d'abord que l'étendue d'une
pièce de deux francs, empiéta sur le scrotum et
parvint rapidement, au point d'offrir en surface
plus de deux pouces. Le docteur dont les conseils
furent réclamés, prescrivit des bains et un grand
nombre de moyens, sur la nature desquels nous
n'avons aucun renseignement. Sous l'influence de
ces remèdes, les progrès de l'ulcère ne tardèrent
pas à diminuer; mais la cicatrisation ne put pas
être obtenue, quelque persévérance qui fût mise
à la solliciter par divers topiques, et à combattre
la cause syphilitique à laquelle on avait lieu de
supposer qu'il était dû.

Découragé par cet insuccès, M. *** consulta un
autre médecin, qui lui ordonna d'abord des bains
avec le deuto-chlorure de mercure, et puis des
frictions sur la langue avec le perchlorure d'or.

Cette substitution eut lieu après le huitième bain, et ne fut faite qu'à cause de quelques avant-coureurs du ptyalisme. Le malade ne consentit qu'avec peine à discontinuer les bains mercuriels, attendu que son ulcère commençait à marcher d'une manière sensible vers la cicatrisation; toutefois, il eut bientôt lieu de s'en féliciter, puisque vingt-cinq jours après, le chancre était complètement cicatrisé : il continua encore les mêmes moyens; mais, malheureusement pour lui, la dose du sel aurifère ne fut pas poussée au-delà de trois grains.

Pendant six mois environ, M.***, très-satisfait de sa santé, se livrait avec ardeur aux travaux de sa profession, lorsqu'il lui survint deux chancres, l'un au périnée, l'autre sur la partie antérieure du scrotum. Cette apparition ne pouvait être attribuée à une nouvelle infection, puisque le malade, homme de très-bonne foi et d'ailleurs fort repentant de sa première incartade, assurait n'avoir connu, depuis son apparente guérison, que sa femme, qui n'avait pas le moindre symptôme syphilitique. Le dernier médecin qu'il avait consulté étant absent, il fit appeler le chirurgien-major d'un régiment en garnison dans cette ville. Celui-ci, imbu de la doctrine de l'irritation, ne vit dans ces chancres qu'une inflammation ordinaire, et conséquemment ne prescrivit que des antiphlogistiques. En peu de temps, il ne resta pas la plus petite parcelle du scrotum : cette enveloppe avait été entièrement rongée. De nouvelles ulcérations se formèrent, en outre, à la partie inférieure de la région hypogastrique, et à mesure que la cicatrisation s'établissait dans un point, elles s'étendaient dans un autre.

Malgré cette espèce de dégât, le malade se livrait à ses occupations habituelles, sans pourtant sortir de son magasin. Doué d'un caractère fort calme et parfois apathique, il voyait son appareil génital menacé de destruction, sans une extrême inquiétude. Le chirurgien-major, qui avait toujours sa confiance, ne lui épargnait pas les sangsues; mais enfin les progrès du mal furent cause que le malade se décida à changer encore de médecin, et M. Bouland, aujourd'hui directeur des néothermes à Paris, fut appelé.

D'après le rapport de M. ***, M. Bouland prescrivit un sirop de sa composition et d'autres préparations qui, vraisemblablement, contenaient du mercure, puisque le ptyalisme en fut le résultat.

M. Bouland ayant quitté Montpellier, je fus prié de le remplacer. Bien que familiarisé avec toute espèce de dégradation organique, j'avoue que l'aspect et l'étendue de celle-ci m'étonnèrent. Une vaste ulcération occupait le fourreau de la verge, les bourses, le périnée et la partie inférieure de l'hypogastre: les bords en étaient durs, recoquillés en plusieurs points, et saignans au moindre contact, comme dans les ulcères cancéreux. La surface, généralement d'une couleur plombée, était parsemée de gros mamelons très-durs, rouges à la base, blancs au sommet. Quelques brides rougeâtres ou violacées, provenant de mauvaises cicatrices, se montraient çà et là. Une matière ichoreuse très-fétide découlait des endroits les plus irrités et qui paraissaient avoir quelque chose de la nature du cancer. D'autres points fournissaient une matière séreuse très-abondante, et quelques flocons caséiformes que l'on pouvait regarder comme provenant de tubercules scrophuleux en fonte.

Si nous n'avions pris en considération les antécédens, il eût été possible que nous n'eussions pas songé à voir l'influence de la syphilis dans cette sorte d'ulcère phagédénique. Son aspect seul et le tempérament lymphatique du malade, nous auraient fait penser qu'il tenait à la combinaison d'une affection cancéreuse avec un principe scrophuleux; mais son origine, l'insuffisance des doses des médicamens anti-syphilitiques et sa couleur plombée, ne nous permettaient pas de méconnaître le rôle que jouait le principe vénérien dans la persistance de l'ulcère et dans les retours de ses ravages.

Nous prescrivîmes d'abord, en conséquence, le chlorure d'or et de soude en dissolution, le sirop dépurant de Balaguier, des pilules d'extrait de *daphne mezereum* et la tisane de salsepareille. Les points les plus irrités de l'ulcère étaient pansés avec des cataplasmes émolliens, et les autres avec une pommade composée d'une once d'axonge et de cinq grains d'oxide d'or. La dose de chlorure fut successivement d'un seizième de grain par jour à un demi-grain, en faisant subir une fraction de moins à chaque nouvelle division, la quantité de muriate étant la même que lors de la première division en seize. La dose du sirop dépurant fut d'une, de deux et de trois cuillerées à bouche matin et soir. Nous n'eûmes lieu de faire suspendre l'emploi du chlorure que pendant quinze jours, dans l'espace de cinq mois, à cause de quelques légers symptômes d'irritation. Quoique le *daphne* fût administré à une dose très-faible, son usage n'en fut pas moins suspendu après trente-six jours. Il fut repris, après deux mois, à la dose de demi-grain matin et soir, associé à deux grains d'extrait de gayac et un quart de grain d'opium : les deux premières substances, à titre d'anti-syphilitique auxiliaire, la troisième, comme sédative contre une sorte d'irritabilité nerveuse qui, de temps en temps, dérangeait le sommeil et rendait l'ulcère douloureux. Pendant près d'un mois, celui-ci fut pansé avec la pommade aurifère, et, pendant un autre, avec le suc de *sedum acre*. On faisait, en outre, des lotions avec de l'eau, contenant, soit du chlorure de chaux, soit de l'éther acétique, pour déterger la partie affectée ou diminuer la fétidité de la matière ichoreuse.

Dans le troisième mois, l'ulcère ayant commencé

à prendre un meilleur aspect, nous prescrivîmes, pour remplacer ces topiques, des plumasseaux chargés de cérat de Galien et des bains de siège avec la décoction de jusquiame, de carottes et de fleurs de sureau.

Vers la fin de ce même mois et au commencement du quatrième, l'ulcère perdit complètement son caractère érosif: un pus blanc, homogène, inodore, remplaça l'ichor fétide. Les bords se ramollirent et cessèrent de se renverser en dehors. Les tubercules s'affaissèrent. Des bourgeons charnus, d'une rougeur pareille à celle qu'offrent les bourgeons de plaies simples, s'élevèrent de la surface de cette vaste déperdition de substance, et des inodules se formèrent simultanément en divers points.

Dès le cinquième mois, tout fut entièrement cicatrisé, à l'exception d'un seul point du côté de la région inguinale droite. Ce point offrait une ulcération de neuf à dix lignes de circonférence. La cicatrisation n'en fut obtenue qu'à la fin du sixième mois.

Nous n'avons pas fait mention de l'état général de M. ***, attendu qu'il ne présenta rien qui annonçât quelque dérangement fonctionnel digne de fixer l'attention.

Bien qu'à dater de la disparition complète de la dernière ulcération, M. *** pût être considéré comme parfaitement guéri, la crainte qu'il ne restât encore quelque germe d'affection syphilitique, nous fit prescrire l'oxide d'or frictionné sur la langue, à la dose d'un quart de grain par friction. Dix grains de cet oxide furent employés depuis le 7ᵉ mois jusqu'au 11ᵉ.

A dater de la fin de ce traitement, M. *** a vécu plusieurs années dans une parfaite santé. Il est mort, depuis trois mois, d'une pneumonie.

OBSERVATION,

Par M. VALHIÉ, *Professeur-Agrégé à la Faculté de me‑decine de Montpellier.*

Un jeune militaire, doué d'une constitution forte et d'un tempérament lymphatique, entra, en 1834, dans les salles des vénériens, à l'hôpital St.-Éloi, dont je faisais le service en qualité de chirurgien en chef.

Ce jeune homme portait sur divers points des stygmates profonds du vice vénérien, quoiqu'il n'en eût été infecté qu'une fois. Dès l'apparition de la maladie, il était entré dans un hôpital militaire, où il avait subi, pendant plus d'un an, divers trai‑temens par les mercuriaux et les sudorifiques, sans que son état en fût amélioré.

L'examen très-attentif, que je fis, m'offrit de larges pustules couvrant tout le corps, des ulcérations qui occupaient les fosses nasales et la bouche, le tout accompagné d'une phthisie laryngée très-pro-

noncée. Voix rauque et à peine sensible ; toux fré-
quente, parfois convulsive ; expectoration sale ,
purulente, entraînant assez souvent des stries de
sang ; déglutition gênée, douloureuse ; larynx
saillant, extrêmement amaigri, compacte et en
apparence plus volumineux que dans l'état normal.
La détérioration du corps était d'ailleurs fort avan-
cée : il y avait fièvre, des sueurs nocturnes ; le sommeil était rare et léger ; l'appétit se faisait à peine
sentir ; digestions et assimilation peu actives, le
malade ne pouvant supporter que le lait.

Après quelques jours de repos, je prescrivis un
séton à la nuque, des cataplasmes émolliens sur le
cou, des gargarismes de même nature, le régime
lacté et des pilules d'un grain d'extrait de seconde
écorce de racine de garou, et un dixième de grain
d'oxide d'or par l'étain ; on en prit une chaque
jour en débutant, augmentant d'une chaque cinquième jour. Le malade était arrivé à six pilules par
dose, quand une amélioration sensible se fit apercevoir. Les digestions devinrent moins pénibles ;
peu à peu l'appétit se décida ; les sueurs, qui étaient
diminuées, tarirent ; il y eut un amendement notable dans la toux, et les forces étaient augmentées.
Ajoutez à cela un commencement de cicatrisation
dans les ulcérations des fosses nasales et du palais,
de même qu'une diminution des pustules. Tout mar-
chait de manière à me faire espérer une guérison
presque assurée, lorsque M. Lallemand prit le service.

Cette maladie offrait trop d'intérêt, pour que je ne cherchasse pas à en connaître la marche et l'issue. Un élève en médecine, qui suivait les visites du professeur, et que j'avais prié d'observer le malade, m'apprit que, quelque temps après avoir continué les remèdes que j'avais prescrits, M. Lallemand avait jugé à propos de substituer à l'oxide, l'hydrochlorate d'or et de sodium administré en solution, et qu'après trois mois d'usage de ce remède, la guérison avait été complète.

MALADIE GRAVE DE MATRICE.

OBSERVATION,

Communiquée au docteur CHRESTIEN *, par le docteur* BLANQUET, *Inspecteur des bains de Bagnols (Lozère).*

Mme Mathieu, de Châteauneuf (Lozère), âgée de 35 ans, d'un tempérament nerveux, d'une bonne constitution, mariée depuis quatre ans, et n'ayant pas eu le bonheur de devenir mère, fut atteinte, le 10 septembre 1829, de coliques violentes et d'une perte excessive qui cessa après quelques jours; mais des douleurs dans la région hypogastrique, des vomissemens sympathiques, la tension de l'abdomen et des symptômes nerveux très-prononcés, la forcèrent d'appeler un médecin, qui ne balança pas à prescrire l'application de sangsues, l'eau de poulet, les bains et les cataplasmes émolliens, dans la vue de combattre l'inflammation de l'utérus. Le

traitement antiphlogistique fut continué pendant
trois mois, et n'empêcha pas la maladie de suivre
son cours, quoique le nombre des sangsues employées à diverses époques eût été de 250.

Le 1er janvier 1830, je fus appelé pour donner
mes soins à la malade. Voici l'état où je la trouvai :

Abdomen ballonné et très-douloureux, offrant
dans la région hypogastrique, à droite et à gauche,
une tumeur de la grosseur du poing, inégale et
bosselée; au-dessus du pubis, une autre tumeur,
dont il était impossible d'établir les dimensions,
rénitente et douloureuse. Le doigt introduit dans
le vagin était arrêté par une tumeur du volume de
la tête d'un enfant à terme; col de la matrice dans
un état sain; émission des urines parfaitement
libre. Les vomissemens, ralentis pendant quelque
temps, avaient reparu à la suite d'un léger écart
de régime, et les douleurs abdominales avaient
acquis une grande intensité. Sangsues à la vulve,
bains, cataplasmes laudanisés. Le calme se réta-
blit, et je m'occupai des moyens propres à dissiper l'engorgement utérin. Je prescrivis pour le
matin, à sept heures, et pour le soir à quatre, un
verre de petit-lait, aiguisé par l'addition de dix
grains d'acétate de potasse, et j'ordonnai qu'on y
délayât une cuillerée à bouche de suc de carotte.
Ce remède, que je considérai comme un des moins
actifs, ne put être supporté; il donna lieu à des
vomissemens continuels et renouvela les douleurs

abdominales, qui cédèrent à l'usage des moyens déjà employés et à une diète absolue. Quelques verrées d'une eau acidule et légèrement ferrugineuse, coupée avec de l'eau de veau, n'eurent pas un succès plus heureux.

Le 30 janvier, je fus appelé de nouveau, et je trouvai auprès de la malade, deux médecins qui, après avoir bien examiné l'état de la matrice, partagèrent mon opinion sur la nature de la maladie et sur les difficultés d'en obtenir la guérison. Il nous parut démontré que l'engorgement de l'utérus et de ses appendices avait une forte tendance à devenir squirreux et n'était plus susceptible de céder au traitement anti-phlogistique, dont on avait usé largement, et que, d'un autre côté, l'irritation des organes digestifs, que les calmans exaspéraient, ne pouvait permettre l'usage des remèdes propres à résoudre les obstructions, tels que les eaux de Vichy, les apozèmes apéritifs et les pilules savonneuses. Notre pronostic fut fâcheux, et pour ne pas compromettre inutilement les secours de l'art, nous nous bornâmes au traitement palliatif. Nous étions sur le point de nous retirer, lorsque M. Matthieu de Langogne, jeune médecin très-instruit, nous dit qu'une dame de l'Argentière, département de l'Ardèche, avait été guérie d'une maladie semblable, par feu M. Baumes, professeur à la Faculté de médecine de Montpellier, au moyen de l'hydrochlorate d'or et de sodium, administré en frictions à l'intérieur des cuisses, attendu que la malade ne pouvait supporter aucun remède à l'intérieur. Considérant celui-ci comme une planche après le naufrage, et bien persuadés que la méthode iatraleptique était la seule qu'on pût employer, nous nous décidâmes à adopter ce traitement, sans trop compter sur les effets qui en résulteraient.

La malade fut frictionnée à la partie interne et supérieure des cuisses, avec un seizième de grain d'hydrochlorate d'or mêlé avec deux grains d'amidon et étendu sur la peau au moyen d'un peu d'eau ou de salive. Ces frictions furent continuées pendant seize jours. Celles qui suivirent furent faites avec un douzième de grain, puis avec un onzième, et l'on descendit graduellement jusqu'à un sixième. Après le vingtième jour on s'aperçut d'une diminution sensible dans le volume et dans la rénitence des tumeurs, et à la fin du troisième mois la guérison fut complète, sans aucune évacuation autre que celle de menstrues, qui furent très-abondantes à leur retour périodique; nous n'employâmes concurremment avec l'hydrochlorate d'or que les boissons adoucissantes, telles que l'eau de veau ou le petit-lait.

Cette dame jouit aujourd'hui, 5 juin 1833, d'une parfaite santé, au grand étonnement de tout Châteauneuf et des médecins qui lui avaient prodigué leurs soins.

Il n'est pas inutile d'observer que les perquisitions

les plus exactes nous prouvèrent qu'il n'existait dans ce cas, ni principe syphilitique, ni affection scrophuleuse, dartreuse, rhumatismale. Évidemment, la lésion de la matrice et de ses appendices, était une suite de l'inflammation de ce viscère, aiguë dans le principe et chronique par le laps de temps.

Si M. Chrestien attache quelque importance à avoir des détails circonstanciés sur la maladie de la dame de l'Argentière, dont j'ai fait mention, il me sera facile de les lui procurer. M. Matthieu me dit que M. Baumes, qui ne passait pas pour un homme à complimens, rejeta, en présence de toute la famille, l'honneur de cette cure sur l'auteur de la méthode iatraleptique et des préparations aurifères. C'est par le même motif que je lui attribue la guérison de M. Matthieu.

BLANQUET, signé.

OBSERVATION

De maladie coxale, accompagnée de fistules nombreuses; — guérison par le muriate d'or; — Par M. Émile VERDIER, *élève de M. le professeur* LALLEMAND.

Né de parens vigoureux, le jeune M.... parcourut les six premières années de sa vie dans un état de santé parfaite. Agé de six ans, il sauta d'un lieu élevé, tomba debout sur le membre inférieur droit, qui éprouva une violente secousse. Dès-lors, la marche fut douloureuse et bientôt impossible. Sangsues, vésicatoires à la cuisse; pas de soulagement

notable: plus tard, bains de mer; au retour de
ceux-ci, un abcès se forme à la partie antérieure
de la cuisse droite; on l'ouvre, et de cette ponction résulte une fistule d'où s'écoule, pendant près
de quatre ans, une suppuration qui devient de plus
en plus séreuse, et par conséquent de moins en
moins propre à la cicatrisation.

D'autres abcès de même nature se formèrent au
pli de l'aine, à la fesse droite et à la cuisse; s'étant
ouverts spontanément, ils furent la cause de nouvelles fistules, qui fournirent aussi, pendant plusieurs années, une suppuration séreuse et décolorée.

On chercha, au moyen d'injections stimulantes,
à déterminer une inflammation vive de ces divers
trajets fistuleux; on ne put y parvenir: des sétons
passés par les ouvertures fistuleuses ne produisirent
pas de meilleurs résultats. Enfin, malgré des appli-
cations de cautères, les bains de mer et plusieurs
traitemens internes, le mal empira pendant trois
ou quatre ans.

M..... avait 10 ans à peu près, quand, pendant
l'hiver de 1835, je fus appelé à lui donner des
soins. Voici l'état dans lequel je le trouvai: il avait
la peau blanche, épaisse, semi-transparente; la face
bouffie, le cuir chevelu couvert de teigne, les ganglions lymphatiques du cou engorgés.

La cuisse droite était à demi-fléchie sur le bassin,
et la jambe était dans les mêmes conditions rela-
tivement à la cuisse. L'extension de ces parties

procurait de telles douleurs, qu'il me fut impossible de comparer la longueur des membres pelviens, autrement qu'en plaçant celui qui était sain dans une position semblable à celle du côté malade : l'inégalité de longueur des cuisses me fit constater un raccourcissement.

La cuisse droite était enflée, blanche, luisante, semi-transparente; elle présentait une incurvation à concavité extérieure et cinq ou six fistules, dont une à l'extrémité interne du pli de l'aine. Cet empâtement blanc, demi-transparent, s'étendait à la fesse droite; celle-ci, tuméfiée, formait une saillie arrondie, régulière en arrière et en dehors, et se trouvait le siége de quatre ou cinq fistules, d'où s'écoulait aussi une matière purulente, séreuse et décolorée. Les grandes fonctions étaient dans un état assez satisfaisant.

En voyant le physique de ce jeune malade, la blancheur des tissus tuméfiés, celle de la peau, l'épaisseur et la température basse de celle-ci, enfin, la nature de la suppuration, je pensai qu'il était inutile de m'occuper des symptômes locaux, et que la première indication, celle qui pouvait seule amener quelque résultat avantageux, était de modifier cet excès de lymphatisation, cause de la persistance de l'état pathologique local, dont on n'avait pu obtenir la guérison, et ensuite de faciliter, d'une manière physique, le dégorgement des tissus tuméfiés. Voici ce que je prescrivis :

1/40ᵉ de grain de muriate d'or et de soude, dis-
sous dans de l'eau distillée, matin et soir, et deux
bains aromatiques par semaine ; compression légère, depuis les orteils jusqu'au haut de la cuisse
et sur la fesse, avec une bande de flanelle métho-
diquement roulée.

Au bout de 10 jours, je portai la dose du muriate
d'or à 1/36ᵉ matin et soir; et enfin, un peu plus
tard, j'en fis prendre 1/32ᵉ deux fois le jour.

Un mois et demi à peu près s'était écoulé depuis
le commencement de ce traitement, lorsqu'il survint de la fièvre ; le pourtour des ouvertures fistuleuses rougit; un érysipèle se manifesta à la partie
antérieure de la cuisse; un abcès s'y forma; je
voulus le ponctionner, le malade ne voulut pas le
permettre; le pus se fit jour spontanément.

Tant que cette fièvre dura, je fis suspendre le
traitement et prescrivis la diète. Je me gardai bien
de pratiquer des évacuations sanguines, elles auraient affaibli le malade et dérangé peut-être cette
crise, qui me démontrait, d'une manière évidente,
l'efficacité des moyens auxquels j'avais eu recours.

Le calme rétabli, je fis reprendre le traitement :
1/36ᵉ muriate d'or matin et soir, 3 bains aromatiques par semaine.

La rougeur vive qui était survenue au pourtour
des ouvertures fistuleuses diminua, mais celles-ci
ne devinrent plus blafardes, pâles comme autrefois;
elles restèrent vermeilles.

On s'aperçut que peu de temps après la sortie du bain aromatique, les yeux du malade rougissaient, devenaient chassieux. Ce moyen fut supprimé, et la dose du muriate d'or portée de nouveau à $1/32^e$ par jour.

La suppuration devint plus épaisse et verdâtre; elle conservait son abondance; peu à peu cependant elle diminua de quantité et perdit de sa coloration. La cuisse et la jambe purent bientôt être portées volontairement dans l'extension sans douleur. Dès-lors, il ne fut plus possible de retenir au lit le jeune malade; avec des béquilles, il allait courir les rues, les promenades; il s'assayait souvent par terre.

A mesure que la suppuration diminuait, le membre inférieur malade prenait un aspect plus naturel et des forces; la fesse se désempâtait aussi, les fistules se cicatrisaient successivement, et la santé se rétablissait d'une manière notable.

Voici la position actuelle du malade, 15 juillet 1835 :

Il n'a plus besoin de béquilles pour marcher, un bâton lui suffit; il pourrait s'en passer, s'il avait un talon qui compensât le raccourcissement survenu dans le membre inférieur droit. Il peut s'appuyer fortement sur le membre raccourci, fléchir, étendre la cuisse sans éprouver la moindre douleur. Il reste seulement, à la partie externe de la cuisse, une petite tumeur et deux petites fistules qui se resserrent tous les jours, et ne rendent plus que quelques gouttes de pus dans les 24 heures. Les glandes du cou sont dégorgées et le cuir chevelu se débarrasse insensiblement des plaques teigneuses qui en recouvrent la surface dans quelques points. Je suis convaincu que l'emploi de quelques grains de plus de muriate d'or et les bains de mer compléteront la guérison.

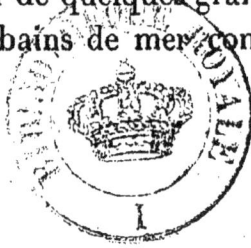

FIN.

www.ingramcontent.com/pod-product-compliance
Lightning Source LLC
Chambersburg PA
CBHW071253200326
41521CB00009B/1753